essentials

Essentials liefern aktuelles Wissen in konzentrierter Form. Die Essenz dessen, worauf es als „State-of-the-Art" in der gegenwärtigen Fachdiskussion oder in der Praxis ankommt. Essentials informieren schnell, unkompliziert und verständlich.

- als Einführung in ein aktuelles Thema aus Ihrem Fachgebiet
- als Einstieg in ein für Sie noch unbekanntes Themenfeld
- als Einblick, um zum Thema mitreden zu können.

Die Bücher in elektronischer und gedruckter Form bringen das Expertenwissen von Springer-Fachautoren kompakt zur Darstellung. Sie sind besonders für die Nutzung als eBook auf Tablet-PCs, eBook-Readern und Smartphones geeignet.

Essentials: Wissensbausteine aus Wirtschaft und Gesellschaft, Medizin, Psychologie und Gesundheitsberufen, Technik und Naturwissenschaften. Von renommierten Autoren der Verlagsmarken Springer Gabler, Springer VS, Springer Medizin, Springer Spektrum, Springer Vieweg und Springer Psychologie.

Verena Kast

Albträume in der Psychotherapie

Ein klinisches Beispiel für das ressourcenorientierte Imaginieren

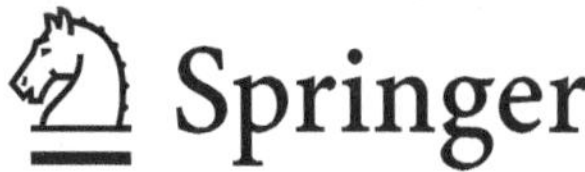

Springer

Prof. Dr. phil. Verena Kast
C.G. Jung Institut Zürich
Küsnacht
Schweiz

ISSN 2197-6708 ISSN 2197-6716 (electronic)
essentials
ISBN 978-3-658-09277-1 ISBN 978-3-658-09278-8 (eBook)
DOI 10.1007/978-3-658-09278-8

Die Deutsche Nationalbibliothek verzeichnet diese Publikation in der Deutschen Nationalbibliografie; detaillierte bibliografische Daten sind im Internet über http://dnb.d-nb.de abrufbar.

Springer

Gedruckt auf säurefreiem und chlorfrei gebleichtem Papier

Springer Fachmedien Wiesbaden ist Teil der Fachverlagsgruppe Springer Science+Business Media
(www.springer.com)

Was Sie in diesem Essential finden können

- Eine kurze Darstellung, Albträumen in der Psychotherapie mit Imaginationen zu begegnen
- Ein Überblick, wie Imaginieren als Emotionsregulation auch in Krisen einsetzbar ist
- Eine Hinführung, mit C.G. Jung Fantasie als Ausdruck der Selbsttätigkeit der Psyche zu verstehen
- Ein Fallbeispiel, das den Einsatz als Ressourcen-Zugang zeigt

Vorwort

Sie finden hier eine ausführlichere Version des Beitrags „Mit Imagination an Albträumen arbeiten", der im Forum Psychoanalyse, Heft 2/14 erschienen ist und der Luise Reddemann zum 70. Geburtstag gewidmet war. Fantasien erscheinen nach Jung im Schlaf als Traum, im Wachen als mehr oder weniger bewusste Vorstellungen. Fantasie versteht er als Ausdruck der Selbsttätigkeit der Psyche. Aus dieser Nähe von Traum und Fantasie, oder beobachteter Fantasie, der Imagination, ist es naheliegend, dass Träume durch Imagination vergegenwärtigt und besser verstanden werden können, dass aber auch besonders an Albträumen durch die Imagination die Hilflosigkeit überwunden und eine gewisse Selbstwirksamkeit hergestellt werden kann. Steven Starker hat bereits 1974 eine Methode vorgeschlagen, wie Albträume durch Imaginationen verändert werden können, wie der Stil der Nachtträume durch die Arbeit mit Imaginationen sich verändert.

Anhand einer klinischen Arbeit an einem Albtraum zeige ich, wie eine solche Arbeit aussehen kann. Psychoanalytikerin und Analysandin sind gemeinsam im Vorstellungsraum, der durch den Albtraum vorgegeben wird. Dieser Vorstellungsraum wird als ein Raum der Interaktion und damit der potenziellen Wandlung verstanden, in dem die Analytikerin im Bereich der Symbolik Anregungen gibt, Ideen aufgreift, die zu beruhigenden und zukunftsträchtigen Bildern führen. Die imaginative Arbeit wird auch unterbrochen durch ein Gespräch, das sowohl Verständnis bringt als auch Zugang zu einer Ressource – durch die Analysandin selbst.

Ziel einer solchen Arbeit ist es, die Angst im Albtraum zu bannen, der Träumerin aber auch zu vermitteln, dass es nicht nur von der Angst bestimmte Imaginationen gibt, sondern dass diese sich auch verwandeln lassen in kreative Fantasien.

Inhaltsverzeichnis

Zur Imagination – die schöpferische Kraft der Vorstellung

1

Von der Vorstellungskraft, der Fantasie, der Imagination als der Fantasie, auf die wir uns beziehen, die uns mehr oder weniger bewusst wird und die man auch gestalten kann, weiß man, seit Menschen von ihren inneren Erfahrungen sprechen, sie beschreiben und sie auch darstellen, Erfahrungen, Erinnerungen, Wünsche, Pläne, Visionen, Kunstwerke von Menschen übermittelt sind. Jede Studie, die Wissenschaftler angehen, ist zunächst eine Imagination – die Vorstellungskraft bewirkt Schöpfungen.

C.G. Jung sieht die Imagination als „seelisches Urphänomen" (Jung 1929, S. 86): „Die Imagination ist die reproduktive oder schöpferische Tätigkeit des Geistes überhaupt, ohne ein besonderes Vermögen zu sein … Die Fantasie als imaginative Tätigkeit ist für mich einfach der unmittelbare Ausdruck der psychischen Lebenstätigkeit, der psychischen Energie, die dem Bewusstsein nicht anders als in Form von Bildern oder Inhalten gegeben ist…" (Jung 1921, 1960, GW 6, § 869).

Für C.G. Jung erscheint im Schlaf die Fantasie als Traum, er ist aber der Ansicht, dass wir auch im Wachen unter der Bewusstseinsschwelle weiterträumen und dass diese „Tagträume" uns gelegentlich auch zugänglich werden (Jung 1929, 1971, GW 16, § 125). Den Grund dafür sieht Jung in den Komplexen (Kast 2012), in generalisierten dysfunktionalen emotional betonten Beziehungserfahrungen. Diese bewirken Träume, das heißt: Emotionale Probleme lösen die Träume aus, werden aber auch in den Träumen verträumt und die damit verbundenen Beziehungsmuster nach und nach verändert, nicht zuletzt aber auch dadurch, dass die Komplexe Imaginationen anbieten, denen zu folgen „dem Leben wieder Strömung verleiht" (Jung 1929, 1971, GW 16, § 84, § 86).

V. Kast, *Albträume in der Psychotherapie,* essentials,
DOI 10.1007/978-3-658-09278-8_1

Es geht bei der Imagination um die reproduktive Fantasie einerseits, die in Zusammenhang mit Gedächtnis und Wahrnehmung steht: es geht um das vorstellungs- und emotionsbezogene Erinnern. In dieser Form des Erinnerns vergegenwärtigen wir uns vergangene Situationen. Sie werden aktuell, können auch neu reflektiert und in das Ganze des Lebens eingebaut werden. Da das Erinnern auch abhängig ist von den jeweiligen Emotionen, die vorherrschend sind, und damit auch verbunden von der aktuellen Lebenssituation, können das, was wir für die Fakten halten, angereichert mit neuen Perspektiven erinnert werden.[1] Es geht bei der Imagination aber auch um die produktive Fantasie, eine spontane Form der Vorstellung als Aspekt des Schöpferischen, die wir mit Freiheit und Gestaltung verbinden, emotional mit Vorfreude und mit Interesse. Was können wir nicht alles finden und erfinden, wenn wir es zulassen – zunächst in der Fantasie.

Die Vorstellungskraft ist auch eine Möglichkeit, mit Bildern, Bildern der Kunst, aber auch Bildern der Träume, die uns ergreifen und uns Sinnerfahrung vermitteln, in Kontakt zu kommen, sie zu meditieren, sie zu gestalten, sie wirksam werden zu lassen für den Alltag.

Die Imagination hat im letzten Jahrhundert im Rahmen der verschiedenen Therapieformen eine große Bedeutung bekommen: Weder kann man sich erinnern noch die Zukunft planen ohne Vorstellungskraft. Auch unser in Resonanz stehen zur äußeren Welt, unser Belebtwerden von Menschen, Dingen, Natur in der äußeren Welt verdanken wir der Vorstellungskraft, der Möglichkeit, uns etwas vorzustellen, das im Moment nicht mehr vorhanden ist.[2] Alle Theorien der Veränderung, besonders aber die Kreativitätsforschung, beruhen auf der Imagination.

Der Raum der Imagination ist der Raum der Freiheit und der Möglichkeiten – ein Raum, in dem auf ganz natürliche Weise Grenzen überschritten, Raum und Zeit relativiert, Möglichkeiten, die wir nicht mehr oder noch nicht haben, erlebbar werden.

Die Vorstellungskraft bringt uns nicht nur die Vergangenheit in der Erinnerung zurück, sie lässt uns nicht nur die Zukunft in schönen Farben ausmalen, etwa in der Vorfreude, sie zeigt uns auch auf, was wir befürchten, welche Konflikte hinter unseren Verstimmungen stecken. Viele unserer Fantasien sind Befürchtungsfantasien. Gerade aber dadurch, dass man sich diesen Befürchtungsfantasien stellt, sie sich ansieht, können neue Perspektiven erlebbar werden, können sich neue Räume eröffnen. Imagination ist auch eine Ressource. Den Begriff der Ressource fasse ich sehr weit als Quellen in uns, auf die wir rekurrieren können, die uns den Zugang zur Selbsthilfe eröffnen, zu Selbstwirksamkeit, aber auch zur Regulierung der Ge-

[1] Kast Verena (2010) Was wirklich zählt, ist das gelebte Leben. Die Kraft des Lebensrückblicks. Kreuz in Herder, S. 37 ff.

[2] Kast Verena (2013) Seele braucht Zeit. Kreuz in Herder, Freiburg.

fühle. Dadurch wird die Lebensqualität besser, Sinn kann wieder erfahren werden, man weiß wieder um die eigenen schöpferische Kraft, lässt sich die Zukunft nicht durch die Vergangenheit kolonialisieren.

Spricht man von Imagination, von der Vorstellungskraft, spricht man von einem Vorstellungsraum, den man sich konsumierend oder produzierend erschaffen kann. Konsumierend, indem man Bücher liest, Filme, andere Kunstwerke sich ansieht, auch das sind miteinander geteilte Imaginationen, mitgeteilte Imaginationen zum Teil über Jahrhunderte hinweg, produzierend geht man mit der Vorstellungskraft um, indem man sich selber diese Werke schafft. Die Vorstellung schafft Geschichten und wenn man ein künstlerischer Mensch ist, auch Kunstwerke. Wir haben eine natürliche Tendenz, unsere Vorstellungskraft zu schulen, sie lebendiger werden zu lassen. Wir lassen uns anregen von kreativen Werken anderer, von zu Materie gewordenen Imaginationen also, und schaffen in Resonanz darauf etwas Eigenes, das mag eine Idee sein, ein Gedanke – ein Gefühl – oder ein ganzes Buch. Menschen haben ein großes Interesse an der Welt der Fantasie. Und die Welt der Fantasie wird miteinander geteilt – und neue Antworten darauf entstehen.

Die Imagination ist ein grundlegendes Prinzip der menschlichen Verarbeitung von Informationen und Emotionen. Die Vorstellungstätigkeit begleitet immer unser mehr oder weniger bewusstes Wahrnehmen als nie abbrechender Phantasiestrom, den wir kaum wahrnehmen, oder aber als bewusst gestaltete Phantasie: Sie ist Voraussetzung für kreatives Arbeiten ganz allgemein, aber auch Voraussetzung für mystisches Erleben. Die Imaginationsfähigkeit ist in jedem Menschen vorhanden, sie wird, mehr oder weniger bewusst mehr oder weniger geübt, eingesetzt zum Lösen alltäglicher Probleme oder zum Entwerfen von zukünftigen Situationen, bis hin zu Utopien. Sie zeigt sich in Befürchtungsfantasien, aber auch in Fantasien, die gespeist sind von Vorfreude und Interesse.

Diese Vorgriffe der Einbildungskraft, das Zukunftsgerichtete der Imagination, das Schöpferische in unserer Einbildungskraft, sind wirklich zu suchen. Denn das sind Fantasien, in denen das fantasierende Ich oder das Tagtraum-Ich als handelnde Person auftritt, in denen ein Leitbild, was man denn als Mensch werden möchte, zu erkennen ist, aber auch, wie das Leben der Menschen miteinander sein könnte. Der Mut zur Utopie ist gefragt – wenigstens im eigenen Leben. Was alles könnte ich aus meinem Leben noch machen, wenn ich einmal ganz viele Sachzwänge außer Acht lasse? Oder: Wie soll mein Leben in zehn Jahren aussehen, damit ich sagen kann, ich hätte meine wichtigsten Werte verwirklicht?

Die Entwicklungsdimension, die sich in der Imagination zeigen kann, zeigt sich in kreativen Vorstellungen, dass das Leben auch anders sein kann, als wir es gewohnt sind. Es kann befriedigender sein, auch wenn wir nicht die Welt als Ganze dabei verändern können. Und man kann die Erfahrung machen, dass nicht jede Veränderung eine Katastrophe sein muss.

2 Die Zukunftsgerichtetheit der Imagination zeigt sich in der Vorfreude

Die Vorfreude ist eine ganz besondere Freude. Vorfreude lebt in der Zukunft und damit auch in der und von der Vorstellung. Anders als die „normale“ Freude, die in einer bestimmten Situation aufbricht und aufleuchtet, wenn das Leben besser ist als erwartet, schöner, begeisternder, und die in dem jeweiligen Moment wahrgenommen werden muss, und die wir dann in der Erinnerung immer wieder neu wiederbeleben können, stammt die Vorfreude aus einer Imagination. Zum einen wissen wir um Situationen, die uns schon viel Freude gemacht haben und sind sicher, dass sie wieder Freude auslösen werden. Die Vorfreude etwa auf das Schwimmen in einem geliebten Meer. Diese Vorfreude ist in keiner Weise riskant, aber ein ruhiger Quell der Freude. Dann aber gibt es eine Vorfreude, die ist genährt aus Sehnsüchten, Wünschen, Erwartungen. Wir freuen uns auf eine anregende, inspirierende Begegnung mit einigen wenigen Menschen, die wir noch nicht kennen, von denen wir aber sehr viel erwarten. In der Vorfreude sind wir im Erleben der Fantasie bereits dort, wo eine Erwartung erfüllt wird. Der Anlass, der Freude auslösen wird, wird als fast sicher eintretend vorgestellt oder auch richtig herbeifantasiert. Die Vorfreude tritt dann ein, wenn wir fast sicher sind, dass sich unser dringendster Wunsch, unsere Sehnsucht, unsere Erwartung erfüllen wird. In der Vorwegnahme von einem Ereignis, von dem wir uns große Freude versprechen, haben wir viele Freiheitsgrade. Wir können ein künftiges Ereignis gerade so ausmalen, dass es uns große Freude machen wird. Damit kann die Vorfreude allerdings auch zu einer Quelle großer Enttäuschung werden. Tritt das Erwartete nämlich nicht ein oder anders, als man es sich vorgestellt hat – und das ist oft so –, dann sind wir enttäuscht, wir empfinden Scham- oder Schuldgefühle, auch Gefühle der Trauer, denn wir haben

V. Kast, *Albträume in der Psychotherapie,* essentials,
DOI 10.1007/978-3-658-09278-8_2

etwas verloren, was unserem Leben eine Richtung und einen Inhalt gegeben hat, auch wenn es noch nicht realisiert worden ist. Eine unerfüllte Erwartung müsste betrauert werden.

Die Vorfreude ist für Menschen sehr wichtig: In der mutigeren Form kommt eine Sehnsucht zum Tragen und wird sichtbar und erlebbar, die uns aus dem Alltag heraushebt, beschwingt, befeuert, ermutigt.

In der Vorfreude nehmen wir eine Situation im Leben, oft auch eine soziale Situation, vorweg, die wir uns weitgehend nach unseren Wünschen und Bedürfnissen vorgestellt haben. An der konkreten Situation wirken dann aber alle Beteiligten mit. In der Vorfreude haben wir die Tendenz, die Realität der Mitspieler und der Mitspielerinnen etwas zu vergessen. Das hat den Vorteil, dass uns bewusst wird, was uns wirklich eine große Freude machen würde, es lässt uns unsere wirklichen Wünsche und Sehnsüchte, aber auch unsere Erwartungen erkennen.

Gelegentlich wird es als weise bezeichnet, die Vorfreude zu kontrollieren, sie nicht zu groß werden zu lassen. Damit will man einer möglichen Enttäuschung zuvorkommen. Die Enttäuschung wäre dann allerdings nicht so groß, wäre es uns klar, dass die Vorfreude für sich allein gesehen werden muss, ungeachtet dessen, ob eintrifft, was man sich ausgemalt hat oder nicht. Die Vorfreude als Erfahrung, als belebende Fantasie kann uns niemand nehmen, auch wenn die Situation, auf die sie sich bezieht, den Erwartungen in keiner Weise entspricht. Die Vorfreude aber kann auch nicht nachgeholt werden, wenn etwas sich als wesentlich besser, schöner, anregender erwiesen hat, als gedacht.

Die Vorfreude ist eine mutige Freude, auch sie ist getragen von der Hoffnung in ein gutes Schicksal oder zumindest vom Vertrauen in die eigene Fähigkeit, auch mit Enttäuschungen kompetent umgehen zu können, Fakten auch aus mehreren Perspektiven sehen.

3 Imagination und Emotion – Wechselwirkungen

Emotionen können durch Imaginationen wahrgenommen und dargestellt werden, sie können aber auch durch Imagination verändert werden, dann, wenn wir uns auf die Imaginationen konzentrieren, also aktiv imaginieren. Gemeinsam ist den meisten Zugängen zur Imagination, dass bei einem mittleren Erregungsniveau – also nicht zu aufregend, nicht zu langweilig – über Bilder und ihre Veränderungen Affekte reguliert, Vorstellungen verändert, beweglicher werden. Diese Prozesse werden erlebt, gestaltet und reflektiert. Dazu Jung: „Da in der aktiven Imagination das Material bei wachem Bewusstsein hervorgebracht wird, ist es abgerundeter als bei den Träumen…: so sind zum Beispiel die Gefühlswerte drin enthalten, und man kann die Abläufe mit dem Gefühl beurteilen. Sehr oft haben die Patienten selber den Eindruck, dass ihr Material nach Sichtbarwerden drängt … oder sie stehen unter einer Emotion, die, wenn sie in eine Form gegossen werden könnte, verständlich würde … daher beginnen sie zu zeichnen, zu malen oder ihre Bilder plastisch darzustellen…" (Jung 1961, 1981, GW 18/I § 400).

Jung sieht eine große Nähe zwischen den Träumen und den Imaginationen. Ähnlich sieht das auch in neuerer Zeit Ernest Hartmann: „Dreams are active imagining".[1] So regte er auch an, mit Imaginationen zu arbeiten, wenn Menschen wenig träumten, er aber eine Idee bekommen musste, wohin denn die Entwicklung dieses Menschen gehen soll. Diese Sicht regt aber auch an, sich Träume imaginativ vorzustellen – imaginativ meint, mit allen Kanälen der Vorstellung. Den Traum nicht nur zu erzählen, sondern ihn bildhaft zu sehen, vielleicht zu riechen, zu schme-

[1] Hartmann Ernest (2011) The Nature and Functions of Dreaming. Oxford University Press, S. 81.

V. Kast, *Albträume in der Psychotherapie,* essentials,
DOI 10.1007/978-3-658-09278-8_3

cken, zu hören, zu betasten, Bewegungsempfindungen wahrzunehmen, stellt eine Verbindung zwischen dem Traum und der Imagination her. Diese Methode stellt den Traum deutlicher in einen emotionalen Zusammenhang, weckt emotional betonte Assoziationen und verbindet die einzelnen Traumteile oder Symbole leichter mit Erinnerung und Erwartungen, Besonders bei Angstträumen ist das hilfreich, weil dann sowohl die Angst, die oft körperlich als auch mögliche Bewältigungsformen zugänglich werden.

4 Imagination in der klinischen Arbeit: Vom Arbeiten an Albträumen

Es geht bei der Imagination um Emotion, um Gestalten und um Verstehen, besonders in den Situationen, in denen Menschen unter ihren Affekten leiden, etwa zu sehr unter Angst leiden, unter Scham, Neid usw. Konzentriert man sich auf den Affekt, wird er zu einer mehr oder weniger deutlichen Vorstellung (Jung 1928, 1985, GW 8, § 167), die auch dargestellt, etwa gemalt werden kann. Sie bekommt dadurch eine besondere Wirksamkeit: Innere Bilder sind in der äußeren Welt sichtbar, es kann darüber gesprochen werden. Sie gestaltet zu haben, gibt eine Erfahrung von Selbstwirksamkeit: Man ist den Emotionen nicht einfach ausgeliefert, sie können auch reguliert, dargestellt und verstanden werden, und man kann sie dadurch auch vernetzen. So verstehen wir etwa, dass wir eine „unverhältnismäßige" Angst in einer Situation haben, weil uns eine ähnliche Situation, die für uns schmerzhaft war, noch in den Knochen steckt, wir verstehen, dass wir mit einem lebensgeschichtlichen Überhang reagieren. So wird auch Sinn erlebbar – und dieser kann akzeptiert oder zurückgewiesen werden. Das Entwickeln von Imaginationen, das Gestalten, hat eine große Wirkung auf die Bewältigung von Problemen, aber auch auf die Entwicklung einer schöpferischen Haltung (Kast 2012).

Es bleibt die Frage: Wie können mit Gewohnheit und Angst getränkte Fantasien in kreative Fantasien umgewandelt beziehungsweise überführt werden? Gewohnheitsfantasien laufen in einer immer gleichen Weise ab. Wird es uns bewusst, dass es sich dabei um überholte oder auch dysfunktionale Muster handelt und nicht mehr um lebendige Fantasien, meistens ist ein schales Gefühl damit verbunden, können wir uns von diesen Mustern distanzieren und sie nach und nach auflösen. Auch die Befürchtungsfantasien müssen genau angesehen werden. Oft spricht

V. Kast, *Albträume in der Psychotherapie,* essentials,
DOI 10.1007/978-3-658-09278-8_4

man fast ohne Emotionen von den vielen schlimmen Ereignissen, die eintreffen könnten, ohne dass man diese als Fantasien erkennt. Nehmen wir als Beispiel die Befürchtungen, krank zu werden, die in Gesprächen geäußert werden. Schauen wir diese Fantasien genau an und nehmen die Emotionen, die damit verbunden sind, wahr – finden wir zum einen heraus, was uns wirklich ängstigt, womit wir uns wirklich auseinander setzen sollten – und als Kompensation dazu können wir uns auch auf die Fantasien der Freude und des Interesses konzentrieren.

Unter Albträumen verstehe ich Träume, aus denen man mit großer Angst, ja Panik erfüllt plötzlich erwacht (Kast 2006, 2009, S. 150 ff.). Dieses plötzliche Aufwachen ist mit großer Erregung verbunden, allenfalls auch mit einer Schwierigkeit, sich zu orientieren (Nightmares). Diese werden unterschieden von den posttraumatischen Wiederholungsträumen (Nightterrors).

Steven Starker hat bereits 1974 (Starker 1974) vorgeschlagen, Albträume durch Imaginationen zu verändern, und er hat nachgewiesen, dass auch der Stil der Nachtträume durch die Arbeit mit Imaginationen verändert wird.

Das ist eine Methode, wie sie auch in der Jungschen Psychologie verwendet wird, es ist ein kreatives Arbeiten an den Träumen.

Klinisches Beispiel 5

Eine 31-jährige Frau sucht Therapie auf. Sie empfindet sich als zu ängstlich, hat viele verschiedene Ängste. Sie wurde von ihrer Mutter schon immer verspottet wegen ihrer Ängstlichkeit. Diese Ängste zeigen sich relativ wenig in ihrem Berufsleben – sie entwirft Mode und ist damit erfolgreich. Mode ist ihr auch für sich selber wichtig. Ihre Ängste zeigen sich z. B. darin, dass sie Befürchtungsfantasien hat, dass ein Lift, in dem sie gerade fährt, abstürzt – viele Stockwerke tief, dass der Blitz einschlägt, eine Lawine sie mitreißt, dass ein Tsunami sie heimsuchen wird, Sie hat auch Eifersuchtsfantasien: Sie „sieht" ihren Mann, den sie vor zwei Jahren geheiratet hat und den sie liebt, wie er andere Frauen anspricht und mit ihnen einen schönen Abend etc. verbringt. Es stellt sich heraus, dass in Realität die beiden praktisch alle Abende miteinander verbringen und die Patientin sehr wohl weiß, dass ihre Angst keinen realen Bezug hat. Hinter dieser Eifersucht steckt eine große Angst, verlassen zu werden. Diese Angst ist verbunden mit einer sie bestimmenden Komplexepisode, sie reagiert mit lebensgeschichtlichem Überhang. Das wird deutlich, wenn einige Aspekte ihrer Lebensgeschichte beleuchtet werden.

Mutter und Vater seien beide erfolgreiche Geschäftsleute gewesen, beide aber „mit verschiedenen Drogen zugange". Ihr Vater „verschwand", als sie vier Jahre alt war. Später hatte sie erfahren, dass er damals mehrmals auf Entzug gewesen sei. Er tauchte dann auch wieder auf, da sei sie etwa sechs Jahre alt gewesen. Sie habe ihn kaum gekannt und auch kaum eine Beziehung zu ihm aufbauen können. Entweder habe er gearbeitet oder dann sei er nicht ansprechbar gewesen, „da, aber nicht präsent, irgendwie weg". Er habe wohl immer irgendwelche Drogen konsumiert. Die Mutter „managte" ihre Drogenabhängigkeit besser, sei aber oft nicht ansprechbar

V. Kast, *Albträume in der Psychotherapie,* essentials,
DOI 10.1007/978-3-658-09278-8_5

gewesen. Es sei oft unheimlich gewesen, wenn sie ihre Eltern angesprochen habe, um Hilfe gebeten habe, und die „durch sie hindurch gesehen haben – mit leerem Blick."

Das Kind wurde also in Situationen, in denen es eine verlässliche Beziehungsperson gebraucht hätte, weil es Angst hatte, nicht nur nicht gehört, fühlte sich verlassen, sondern es entstand noch zusätzlich Angst dadurch, dass die Eltern ihr unheimlich waren. Diese Erfahrungen dürften lebensgeschichtlich die Grundlage sein für die Angstvorstellungen und dem damit verbundenen Gefühl, verlassen zu werden. Die Mutter machte sich zudem über die Tochter mit ihren Ängsten lustig, gab ihr überhaupt das Gefühl, „untauglich" zu sein, auf jeden Fall fühlte sie sich nicht geliebt. Die drei Kinder, die Patientin hat einen älteren Bruder und eine jüngere Schwester, waren sich sehr nahe, und versuchten, einander die fehlende Nestwärme zu geben. Sie sind auch heute noch nah verbunden. „Wir waren eine Überlebensgemeinschaft." Da war auch noch eine Großmutter, die ab und an zum Rechten schaute – sie lebte etwas entfernter. Diese Großmutter gab Stabilität, „ was die sagte, das galt", sie war aber auch sehr dominierend. „Ich war froh, dass sie immer einmal kam, aber sie ging halt auch immer wieder. Mich mochte sie sehr gerne, weil ich viel Energie hatte, mir immer etwas einfiel, und ich viel zeichnete und werkelte."

Die Patientin bezeichnet ihr Leben als „albtraummäßig", und sie hatte und hat auch immer wieder reale Albträume. Als besonders unheimlich erlebte sie, wenn ihre Eltern ihr plötzlich so fremd wurden und sie gar keinen normalen Kontakt mehr zu ihnen herstellen konnte. Hier lässt sich die entscheidende Komplexepisode (Kast 2012, S. 94) erkennen: Ein Kind, das in einer Angstsituation sich an Eltern wendet, keine Hilfe bekommt, statt dessen noch mehr der Unheimlichkeit ausgeliefert ist – und sich natürlich verlassen vorkommt. Als Kind ging sie mit dieser Situation so um, dass sie sich mit den Geschwistern zusammentat, die aber alle drei fanden, sie müssten „alles selber machen", sie dürften nicht abhängig sein von helfenden Erwachsenen. Sie wurden – offenbar alle drei – sehr selbständig und hatten viele Angstträume. Komplexepisoden zeigen sich in Erzählungen von schwierigen, dysfunktionalen Beziehungsepisoden, die sich immer wieder in einer ähnlichen Weise ereignet haben, einen vergleichbaren Informationsgehalt haben, insbesondere über das Selbstbild des Kindes, über das Bild der angreifenden Personen, als auch bestimmt sind durch eine Emotion oder auch mehrere Emotionen. Es sind Erfahrungen, die immer wieder gemacht worden sind und die sich mittels des Episodengedächtnisses verinnerlicht haben. Diese Komplexepisoden prägen die Erinnerung und die Erwartung: Es war schon immer so, ich konnte mich nie auf jemanden verlassen, und es wird immer so sein, nichts wird sich daran ändern. Dass diese Beziehungserfahrungen als Episoden gespeichert werden, bedeutet, dass die ganze Episode wirksam sein kann. Obwohl man sich oft mit dem Kind der Komplexepisode identifiziert und der Ansicht ist, dass andere Menschen uns ähnlich behandeln wie die angreifenden Gestalten unserer Komplexepisode, und wir den Angreiferpart also auf die Außenwelt projizieren, stimmt das nur bedingt. Wir sind beides: Opfer und Angreifer. Wir können auch mit dem Angreifer identifiziert sein, oft im Selbstgespräch, aber auch im Verhalten anderen Menschen gegenüber. Diese Komplexepisode, ein dysfunktionales Beziehungsmuster, konstellierte sich im Alltag in der Weise, dass sie versuchte, möglichst alles zu kontrollieren. In ihren Angstfantasien aber zeigte sich ihr Horror vor dem Ausgeliefertsein, auch vor dem Verlassenwerden. In der therapeutischen Situation zeigte sich diese Komplexepisode unter anderem darin, dass sie mir immer wieder ihre Theorien über ihre Ängste mitteilte, sie durch eine Theorie zu bannen versuchte. Ich selber durfte aber auf keinen Fall eine andere Theorie haben, sonst kam sie sich „verlassen" vor, allein gelassen mit ihren Ideen, aber es musste deutlich sein, dass sie ganz allein wusste, was es mit diesen Ängsten auf sich hatte. Sprachen wir über Träume, ließ ich sie diese mit Imaginationen ausarbeiten, so dass sie selber zu Einsichten kam, die ich dann noch einmal formulierte, eine neue Sichtweise noch einbrachte, die sie dann gerne aufnahm. Ich nahm ihr Bedürfnis, die Kontrolle über die Situation zu haben, wahr, versuchte aber dennoch, sie für sich als Kind, das sich immer wieder verlassen und fast tödlich bedroht fühlte, zu interessieren und auch Empathie zu entwickeln.

Die Arbeit am Albtraum

Die nachfolgende Arbeit fand innerhalb einer analytischen Therapiestunde statt. In die 18. Therapiestunde kam die Patientin aufgelöst und sagte schon unter der Türe: „Jetzt hatte ich wieder einen so schrecklichen Albtraum!"

Der Traum

„Ich habe ein Fernglas und sehe damit in ein Haus hinein, das mein Haus ist. Schaue ich durch das rechte Glas, sehe ich die verschiedenen Zimmer grau und leblos, sehe ich durch das linke Glas, sind die Zimmer farbig und ich sehe auch Menschen drin, auch mich selber. Ich kann aber nicht mit beiden Augen gleichzeitig durch beide Gläser sehen. Links ist spannender: Ich sehe mich – wie ich ein Mädchen auf dem Rücken trage. Das Mädchen krallt sich in meinen Rücken, das spüre ich jetzt, und ich will es unbedingt auf den Boden stellen. Das geht aber nicht. Je mehr ich es versuche, umso mehr krallt das Mädchen, das tut wirklich weh – ich schreie – zuerst meine ich, es sei noch ein Spiel, dann merke ich aber, dass das bitterer Ernst ist. Das Mädchen wird auch immer schwerer, ich kann kaum mehr aufrecht stehen – gehen schon gar nicht. Ist das überhaupt noch ein Mädchen? Oder irgendein Geist, ein Dämon? Ich rufe um Hilfe – niemand ist da, und das Mädchen krallt und krallt, mir tut alles weh. Ich rufe weiter um Hilfe, verzweifelt wie ein Kind, und erwache an meinem Schreien. Ich bin nass geschwitzt, weiß im Moment nicht, wo ich bin, suche das Mädchen, damit sie mir nicht wieder auf den Rücken springt, und merke dann langsam, dass das wieder einer meiner Albträume ist. Ich bin fix und fertig. Ich habe große Schmerzen im Rücken."

Die Patientin erzählt den Traum in großer Panik, die sich mir auch mitteilt, auch mir wird „eng", und ich denke, dass jetzt wohl ein Blick durch das rechte Glas ihres Traumes angebracht sei, das Emotion herausnimmt.

Sie sagt panisch, das sei jetzt sicher wieder einer der Träume, die immer wieder auftreten würden. Sie wiederholt eine Traumsequenz: „Ich sehe mich, wie ich ein Mädchen auf dem Rücken trage. Und dann bin ich in den Traum verwickelt: Ich erlebe ihn körperlich, noch jetzt! Das Mädchen krallt sich immer mehr fest. Ich habe große Schmerzen und immer mehr Angst! Ich bin so hilflos – und keine Hilfe in Sicht!"

Ich, die Therapeutin, atme tief, vielleicht sogar etwas laut, und die Patientin beginnt auch, etwas ruhiger zu atmen. Eine erste Beruhigung ist eingetreten.

Der Traum selber lädt mit seinen eigenen Bildern dazu ein, auf den Traum zwar aus einer gewissen Distanz, aber sehr genau – mit Vergrößerung – zu sehen. Schaut man links ins Binokular, das eben nicht als Binokular gebraucht werden kann, dann wird alles lebendig: Das Problem zeigt sich emotional. Schaut man rechts hinein, wird alles grau und unemotional. Der Traum selber hat in sich eine Anregung, wie mit der großen Angst umgegangen werden kann.

Ich sage der Patientin, der Traum zeige bereits eine Möglichkeit auf, die großen Emotionen „abzustellen". Dann schlage ich der Patientin vor, dieses Anfangsbild des Traumes zu nützen und imaginativ mit dem Traum umzugehen, wie sie es bereits von unserer Arbeit mit Träumen gewohnt ist. Damit könnten die Bilder im Traum verändert und die Angst weniger werden. Ich würde mit ihr sprechen in der Imagination, und ihr notfalls auch mit einer eigenen Imagination zur Hilfe kommen.

Damit biete ich mich an, als eine reale helfende Gestalt mit ihr in die Imagination einzutreten. Das erscheint mir sinnvoll, weil es um eine Affektregulierung geht im Sinne einer Krisenintervention.

Therapeutin (Th): Hinschauen: mit dem Fernglas, mit dem Binokular, so beginnt der Traum.

Patientin (Pat): Ich könnte ja durch das rechte Glas sehen, dann ist ja alles grau – und es läuft gar nichts.

Th: Geht das?

Pat: Ja, das geht.

Th: Können Sie auch sich selber in der grauen Umgebung sehen?

Pat: Ja, sogar mit dem Mädchen auf dem Rücken.

Th: Können Sie sie genau sehen?

Pat: Ja, halt so, wie ein Film, dem man die Farbe weggenommen hat. Sie ist vielleicht etwa 8 Jahre alt, hat lange, blonde (!) Haare – es ist noch so, wie wenn man ein Kind Huckepack nimmt. Sie hält sich fest. Das bin auch ich, so habe ich etwa ausgesehen, als ich acht war.

Th: Schauen Sie jetzt noch durch das rechte oder schon durch das linke Glas?

Pat: Durch das linke: Ja, Mensch, die krallt sich ja wirklich, die ist nicht abzuschütteln. Die ist stark, entschlossen, das wird echt gefährlich. Wenn ich so hinsehe, dann denke ich, sie hat eine Todesangst vor etwas, das auf dem Boden ist oder sie verfolgt.

Th: Ist da etwas zu sehen?

Pat: Nein, da ist nichts zu sehen. Ich sehe nichts. Aber die hat Angst. Aber ich auch. Auch wenn ich weiß, dass sie Angst hat, es tut mir weh – und ich kann sie nicht ansehen, man müsste sie in den Arm nehmen. Aber das geht nicht.

Th: Die krallt sich fest. Können wir sie beruhigen?

Pat: Ich nehme einmal rechts, dann kann ich denken. Vielleicht kann ich ihr sagen, dass ich sie nicht abwerfe, wenn ich das aushalte. Ich nehme jetzt wieder links und sage ihr, dass ich sie auf meinem Rücken trage, bis sie so ruhig ist, dass sie sich getraut, auf den Boden zu gehen.

Die Patientin öffnet die Augen und findet, das sei jetzt einmal genug. Ausgehend vom subjektstufigen Verständnis des Traums (Kast 2006, 2009, S. 169 ff.) das besagt, dass jede Gestalt auch einen Aspekt der eigenen Persönlichkeit verkörpert, sprechen wir über ihre Ängste als 8-Jährige: „Ich durfte sie ja nicht zeigen, sonst hat mich die Mutter verspottet. Ich glaube, die hatte auch Ängste.“

Was durfte denn das Mädchen nicht zeigen? „Ja, halt einfach so Angst, so normale Angst vor Einbrechern, aAber auch nicht die Angst vor den Eltern, wenn sie so verändert waren, wenn sie so erschreckend aussahen“. Dann plötzlich:

Pat: „Sagen Sie einmal, ich denke jetzt gerade an den Heiligen Christophorus, der hat doch das Jesuskind über den Fluss getragen – und das wurde immer schwerer. Kann das etwas mit mir zu tun haben?“

Th: Inwiefern meinen Sie?

Pat: Ja, dass ich halt dieses Mädchen wie eine kostbare Last tragen muss. Ich versuche das in der Imagination. Ja, das geht. Ich überquere aber nicht den Fluss, sondern ich gehe flussabwärts in der Nähe des Ufers. Das Mädchen ist schon schwer, aber sie wird nicht immer noch schwerer.

Wir sprechen wieder miteinander. Die Patientin findet, das müsse doch etwas bedeuten. Wenn Christophorus die Gottheit trägt, sie aber das Mädchen, dann ist das ein Hinweis auf die große Bedeutung, die es für sie habe, dieses Mädchen zu tragen. „Aber Christophorus bin ich nicht." Diese Bemerkung beruhigt mich, eine Identifikation mit Christophorus erschiene mir etwas gar zu groß. Die Gestalt von Christophorus erinnert mich aber auch daran, dass die drei Geschwister mit einer fast übermenschlichen Kraftanstrengung versuchten, selbständig, mit so wenig Eltern als möglich, zu überleben.

Woher aber kommt das Bild von Christophorus? Sie erinnert sich daran, dass ihr Großvater einen Schlüsselanhänger mit einer Darstellung des Christophorus hatte und behauptete, damit würde er seine Schlüssel nie verlieren und auch nie einen Autounfall haben. „Als Kind gefiel mir die Idee, ein Amulett. Er hat bestimmt nicht daran geglaubt." Wir lassen das Thema.

Der Einfall der Patientin steht in einem Umkreis von Angstbannung, von magischem Schutz in bedrohlichen Situationen.

Ich spreche davon, dass etwas, was sich so ankrallt, unbedingt zu einem kommen will – das ist offenbar die 8-Jährige, die voll Angst steckt, die sich aber auch als entschlossen und kraftvoll zeigt, wie sie als 8-Jährige es auch war, in der vielleicht viel Lebendigkeit und Energie steckt, die durch die Angst zurückgehalten wird. Sie spricht davon, dass sie so große Freude am Malen und am Zeichnen hatte, dass sie auch ein mutiges Mädchen war.

Für mich war bedeutsam, dass sie den Fluss in die Imagination brachte und dass sie nicht – wie Christophorus – den Fluss überquerte, sondern dem Fluss entlang ging, sie geht einem fließenden Fluss entlang. Mit dem Bild des Christophorus ist es wahrscheinlich, dass die Patientin dieses sich ankrallende Mädchen – und die ganz Angstthematik, die damit zusammen hängt, bewältigen kann – dies aber an einem fließenden Fluss, symbolisch als ein Hinweis darauf, dass im Zusammenhang mit dieser Thematik etwas ins Fließen gekommen ist. Die Emotion Angst bewirkt oft, dass Bilder in der Imagination sich nicht bewegen können und dadurch immer noch mehr Angst auslösen. Sind die Bilder aber im Fluss, kann sich etwas verändern. Diese Überlegungen behielt ich zunächst für mich.

Pat: „Ich gehe noch einmal in die Imagination. (Nicht mehr rechtes oder linkes Glas) Ich trage das Mädchen auf dem Rücken. Sie krallt nicht mehr so fest, hält sich aber sehr entschlossen – ich spüre ihre langen blonden Haare – das ist angenehm, zärtlich. Ich verlasse den Fluss und gehe ans Ufer. Da ist eine Stelle mit Gras. Ich sage dem Mädchen, hier könne sie stehen und herunterkommen. Ich helfe ihr ganz langsam von meinem Rücken auf den Boden, ich weiß ja nicht, ob sie stehen kann. Sie steht, ich drehe mich um, schaue sie an – sie schaut nicht mich an, sondern den Boden und prüft ihn mit ihren Füßen. Schließlich sagt sie: Der hält. (Der trägt). Der ist fest – und dann hüpft sie zum Wasser. Ich strecke meinen Rücken – habe ich jetzt die ganzen Jahre dieses Mädchen getragen"?

Statt dem Krallen, eine zärtliche Berührung durch die langen Haare – es gibt eine Annäherung. Mir als Therapeutin ist besonders die Stelle wichtig, wo der Boden geprüft wird, wo geprüft wird, ob der Boden trägt. Für mich war das auch ein Hinweis auf unsere Beziehung: Der Boden unserer Beziehung trägt, was nicht selbstverständlich ist bei dieser Lebensgeschichte, Das Mädchen – und die Patientin – können sich darauf verlassen. Sie muss auch nicht mehr alles allein machen, sie kann sich helfen lassen, zumindest dann, wenn die Angst sehr groß ist. Statt sich ankrallen zu müssen ein Sich-getragen-Fühlen – ganz normal vom Boden. Den Rücken streckte die Patientin ganz konkret. „Ich bin jetzt echt erleichtert."

Wir gehen noch einmal zum Traum zurück: Was daran war besonders angstauslösend?

Pat: Dieses Mädchen, das krallte und immer schwerer wurde. Das war ein richtiger Alb, ein Dämon. Die haben wir vermenschlicht.

Th: Wie ist das gelungen?

Pat: Wir haben über die Ängste von mir als 8-Jährige gesprochen, aber auch über meine Kraft: ich habe auch Freude an ihr. Als ich sie mochte, wurde alles besser. Der Einfall mit dem Christophorus war irgendwie gut. Offenbar habe ich gute Einfälle.

Th: Ja, die haben Sie.

Pat: Dann war noch das Thema, dass mir niemand half. Das war ja so scheußlich im Traum: Ich schrie um Hilfe, und niemand half. Sie haben mir angeboten zu helfen – Sie haben wohl aufgepasst, dass nichts Böses geschah. Es hat genügt, dass Sie es gesagt haben… und dass ich es geglaubt habe.

Th: Vielleicht könnten wir uns noch einen Moment mit dem Mädchen beschäftigen, das den Boden prüft, ob er zuverlässig ist, und dann ins Wasser springt. War das so?

Pat: Die ist herum, gehüpft, voll Freude, ein wenig übermütig, wie halt 8-Jährige das machen, die sich sicher fühlen. Da fühle ich mich gerne noch einmal ein. Da ist Vergnügen, Freude.

Diese Reflexionsphase war mir wichtig, um der Patientin noch einmal erlebbar zu machen, dass sie in der Imagination und in den damit verbundenen Überlegungen Wege gefunden hat, um mit der Angst umzugehen. Nachdem wir darüber gesprochen hatten, streckte sie noch einmal ausdrücklich ihren Rücken, atmete tief auf und brachte zum Ausdruck, dass sie jetzt wieder aufrechter stehen kann.

Luise Reddemann schrieb in ihrem Vortrag zu den Alpträumen bei den Lindauer Psychotherapiewochen 2005 zusammengefasst unter anderem als therapeutische Empfehlungen: Nach Ich-stärkenden Interventionen solle sich als nächster Schritt „das Einüben von Wehr – und Standhaftigkeit im Tagtraum sowie die Ermutigung der Patienten, dass sich diese Vorstellungen früher oder später auch im Nachttraum durchsetzen" anschließen (Reddemann 2005, S. 17).

Das etwa bewirkte die imaginative Arbeit an diesem Albtraum. Nicht nur die Angst war reguliert, die Patientin war überzeugt davon, mit dem Problem umgehen zu können. Sie äußerte keine Angst, dass sich der Traum wiederholen könnte, und er hat sich auch nicht in dieser Form wiederholt.

Nacharbeit

Diese Imagination war der Ausgangspunkt einer längeren Imaginationsreihe mit der 8-Jährigen, die das Gefühl gehabt hatte, keinen sicheren Boden unter den Füßen zu haben, was bewirkt hatte, dass die erwachsene Frau auf Beziehungen sich entweder nicht einließ, oder, wie in der Beziehung zu ihrem Mann, „anklammerte". Immer wieder wurde die Komplexepisode „Sich nicht verlassen können, weil andere da, aber nicht erreichbar sind, ja sogar dämonische Züge annehmen können" mit der entsprechenden Angst, nach und nach erinnert, emotional gespürt, und es entwickelt sich immer mehr Verständnis für dieses Kind. Erinnert wurden auch magische Fantasien, aber auch die große Lebenslust der 8-Jährigen. So entschloss sie sich eines Tages, zusammen mit ihren Geschwistern, sie werde jetzt eine Hexe, dann könnten sie, wenn die Eltern wieder einmal „verladen" seien, diese weit weg beamen, in eine dunkle Höhle, wo sie ihren Rausch ausschlafen könnten (symbolisch keine schlechte Lösung!) – und sie, die Kinder würden ähnlich leben wie Pippi Langstrumpf. Hexe zu sein, war immer einmal wieder ein Thema: Allmächtige Kontrolle anstelle von risikoreichem Vertrauen war dann das Thema. Der Wunsch, Hexe zu sein, kam zunächst dann auf, wenn sie die Ängste, die sie angesichts der „unheimlichen Augen" der Eltern, wie sie es später nannte, zuließ. Ein Dämon kann nur mit einem anderen Dämon bekämpft werden – war lange ihre Überzeugung. Dann dachte sie an Christophorus – und nach und nach erinnerte sie sich an Eltern mit gütigen Augen und an Eltern mit dem leeren Blick.

Das Thema von Kontrolle und Vertrauen tauchte auch in unserer Arbeit immer wieder auf, besonders dann, wenn sie Angst hatte, von mir verlassen zu werden, aber auch, wenn Ängste auftauchten, die sie vorerst nicht zulassen konnte. Mir war wichtig, auch im Zusammenhang mit der Komplexepisode des Verlassenwerdens, dass die Patientin sie selber diesen doch sehr leidenden Mädchenaspekt ihrer Identität nicht „verließ“, sondern sich seiner annahm, ihn ernst nahm und auch immer mehr integrierte. Diese Komplexepisode konstellierte sich auch immer einmal in der therapeutischen Beziehung, etwa so, dass sie mir dieses Mädchen „übergeben“ wollte.

Die Arbeit mit Imagination am Albtraum hat der Patientin die Überzeugung vermittelt, einem Albtraum nicht einfach ausgeliefert zu sein, letztlich auch der Vergangenheit nicht einfach ausgeliefert zu sein, sondern handeln zu können, wieder selbstwirksam zu werden und damit angstauslösende Situationen verändern zu können. Sie hatte zunehmend weniger Albträume, hatte in den Träumen auch gute Einfälle, wie sie Angstsituationen bewältigen konnte. Die Idee von Starker (1974), dass sich der Stil der Nachtträume durch Arbeit mit Imagination an Albträumen verändert, ist schwer zu verifizieren, da sich unsere Arbeit ja in einem therapeutischen Raum mit seiner ganzen Komplexität abgespielt hatte. Was die Patientin in dieser Arbeit erlebt hatte, war Rohstoff für längeres therapeutisches Arbeiten.

6 Fazit

Arbeiten mit Imagination an Albträumen ist hilfreich; es ist eine Emotionsregulierung, die wie eine Form der Krisenintervention wirkt. Das Arbeiten mit der Imagination ist aber eingebettet in eine therapeutische Beziehung, durchsetzt von therapeutischen Interventionen, mit dem Blick darauf, Imaginationen der Angst in Imaginationen überzuführen, die Zukunft ermöglichen, kreativ sind, und oft mit Ansätzen von Freude verbunden.

Es geht bei der Imagination nicht darum, Kontrolle über die Zukunft zu bekommen, sondern darum, den Menschen den Glauben an ihre kreative Kraft zurückzugeben, sich anderes Verhalten vorzustellen. Oder: Man hat die Zukunft in sich, wenn man sie nicht durch die Vergangenheit kolonialisieren lässt.

V. Kast, *Albträume in der Psychotherapie,* essentials,
DOI 10.1007/978-3-658-09278-8_6

Was Sie aus diesem Essential mitnehmen können

- Albträume als Material in der Psychotherapie werden verständlich als Vorstellungsraum, in dem Therapeutin und Klientin interagieren und potenzielle Wandlungen ausprobieren.
- Die vorhandene Symbolik kann als Ideen-Pool aufgegriffen und in beruhigende und zukunftsträchtige Bilder überführt werden.
- Das therapeutische Gespräch dient dabei dem Verständnis, gleichsam findet die Patientin selbst Zugang zu eigenen Ressourcen.
- Ziel einer solchen Arbeit ist, die Angst im Albtraum zu bannen, der Träumerin aber auch zu vermitteln, dass es nicht nur von der Angst bestimmte Imaginationen gibt, sondern dass diese sich auch verwandeln lassen in kreative Fantasien.

V. Kast, *Albträume in der Psychotherapie*, essentials,
DOI 10.1007/978-3-658-09278-8

Literatur

Hartmann E (2011) The nature and functions of dreaming. Oxford, Oxford University Press

Jung CG Brief vom 10. 01.1929 an Dr. Kurt Plachte. In: Briefe I, S 86. Walter, Olten

Jung CG (1921, 1960) Definitionen. In: GW 6, § 869

Jung CG (1929, 1971) Die Probleme der modernen Psychotherapie. In: GW 16, § 125

Jung CG (1929, 1971) Ziele der Psychotherapie. In: GW 16, § 84, § 86

Jung CG (1928, 1985) Die transzendente Funktion. In: GW 8, § 167

Jung CG (1935, 1981) Ueber Grundlagen der analytischen Psychologie. In: GW 18/1,§ 400

Kast V (2006, 2009) Träume. Die geheimnisvolle Sprache des Unbewussten. Düsseldorf, Patmos Verlag der Schwabenverlag

Kast V (2010) Was wirklich zählt, ist das gelebte Leben. Die Kraft des Lebensrückblicks. Freiburg, Kreuz in Herder

Kast V (2012) Imagination. Zugänge zu inneren Ressourcen finden. Ostfildern, Patmos Verlag der Schwabenverlag

Kast V (2013) Seele braucht Zeit. Freiburg, Kreuz in Herder

Reddemann L (2005) Von Elben, Druiden, Nachtmaren, Kobolden und anderen Ungeheuerlichkeiten: Alpträume. Vortrag im Rahmen der 55. Lindauer Psychotherapiewochen 2005, www.Lptw.de, S 17

Starker S (1974) Daydreaming styles and nocturnal dreaming. J Abnorm Psychol 83(1):52–55

V. Kast, *Albträume in der Psychotherapie,* essentials,
DOI 10.1007/978-3-658-09278-8